TRAITEMENT CHIRURGICAL

DE

L'HYPERTROPHIE PROSTATIQUE

PAR

F. LEGUEU

PROFESSEUR AGRÉGÉ A LA FACULTÉ DE MÉDECINE DE PARIS
CHIRURGIEN DE L'HÔPITAL TENON

RAPPORT PRÉSENTÉ AU XV⁵ CONGRÈS INTERNATIONAL DE LISBONNE
AVRIL 1906.

PARIS

G. STEINHEIL, ÉDITEUR

2, RUE CASIMIR-DELAVIGNE, 2

1906

TRAITEMENT CHIRURGICAL

DE

L'HYPERTROPHIE

PROSTATIQUE

CHARTRES. — IMPRIMERIE DURAND, RUE FULBERT.

TRAITEMENT CHIRURGICAL

DE

L'HYPERTROPHIE

PROSTATIQUE

PAR

F. LEGUEU

PROFESSEUR AGRÉGÉ A LA FACULTÉ DE MÉDECINE DE PARIS
CHIRURGIEN DE L'HÔPITAL TENON

RAPPORT PRÉSENTÉ AU XVe CONGRÈS INTERNATIONAL DE LISBONNE
AVRIL 1906.

PARIS

G. STEINHEIL, ÉDITEUR

2, RUE CASIMIR-DELAVIGNE, 2

—

1906

TRAITEMENT CHIRURGICAL

DE

L'HYPERTROPHIE PROSTATIQUE

INTRODUCTION

Depuis quelques années, la chirurgie de l'hypertrophie prostatique s'est orientée vers une direction définitive. En 1900, lors du Congrès international de Paris, la prostatectomie n'était pas née encore, en Europe du moins : mais l'écho de ses premiers succès était déjà parvenu jusqu'à nous, et dans un rapport que je présentais à cette époque sur le traitement chirurgical de l'hypertrophie prostatique (1), il ne m'était pas difficile d'établir à la fois la faillite des méthodes jusqu'alors préconisées comme radicales et d'entrevoir dans un avenir

(1) F. Legueu. Des résultats éloignés des traitements opératoires de l'hypertrophie prostatique. *XIIIe Congrès international de médecine.* Paris, 1900. *Comptes rendus.* Paris, Masson, p. 219.

prochain la réalisation des espérances que nous apportait la prostatectomie naissante.

Quelques années à peine nous séparent de cette époque ; et déjà la chirurgie a définitivement réalisé cette nouvelle conquête. Ce qui n'était qu'une espérance est devenu une réalité, et la prostatectomie a tout de suite conquis sa place, et une place définitive dans le traitement de l'hypertrophie prostatique. Elle a dépassé toutes les autres méthodes et même cette prostatectomie partielle, qui n'avait que le nom de commun avec la prostatectomie actuelle. Et puisqu'aujourd'hui comme en 1900, le même sujet revient sous la plume du même rapporteur, vous me permettrez, Messieurs, de ne pas remonter au delà de l'époque à laquelle je fais allusion, de ne pas remettre en discussion des jugements qui me semblent acquis, et de consacrer ce rapport seulement à l'étude de la prostatectomie moderne.

Si en effet dans le traitement d'une affection aussi complexe que l'est l'hypertrophie prostatique, aucune méthode de traitement ne doit être absolument rejetée, nous devons néanmoins reconnaître et admettre que seule la prostatectomie est vraiment curative. Les autres méthodes ne sont que palliatives : les guérisons, qu'elles procurent rarement, sont incertaines et fragiles ; les améliorations, qu'elles réalisent plus souvent, ne sont que partielles. Et seule la prostatectomie totale donne des résultats parfaits, durables, supérieurs à tous les autres, et dont le temps a déjà éprouvé la valeur et vérifié la solidité. Si donc la prostate a imposé pendant longtemps à la chirurgie des hésitations sans nombre et des tâtonnements décourageants, on ne peut aujourd'hui se défaire de cette impression, qu'en inaugurant la prostatectomie les chirurgiens ont pour la première fois touché juste et trouvé enfin la cure radicale de l'hypertrophie prostatique.

La prostatectomie fut d'abord périnéale : mais à peine cette opération venait-elle de s'imposer à l'attention du monde, que déjà une méthode rivale de prostatectomie se dressa devant elle. Voici la prostatectomie transvésicale qui surgit un jour des brumes de l'Angleterre, avec un tel cortège de gloire et de succès, qu'en quelques mois Freyer tout seul lui fait conquérir le terrain qu'avait déjà gagné la voie périnéale. Et entre ces deux méthodes la faveur des chirurgiens commence déjà à se départager (1).

C'est à ces questions brûlantes que sera consacré ce

---

(1) Le nombre considérable des travaux parus tout récemment encore sur cette question me dispense de présenter à nouveau une bibliographie étendue. Les discussions qui se sont poursuivies à Paris au Congrès d'urologie, celle qui s'est élevée cette année au premier Congrès international de chirurgie à Bruxelles, les rapports d'Escat et de Proust au Congrès de 1904, à Paris, faisant suite au livre de Proust (*), l'ouvrage de Mariani (**) forment un ensemble très riche et très complet auquel j'emprunterai beaucoup sans cependant remettre en discussion les points acquis et surtout sans publier à nouveau la liste des travaux initiaux sur la question.

(*) PROUST. *La prostatectomie dans l'hypertrophie prostatique*. Paris, Masson, 1904, et Traitement de l'hypertrophie prostatique par la prostatectomie. *OEuvre médico-chirurg.* Paris, Masson, 1906.

(**) Carlo MARIANI. *La chirurgia della prostata*. Bologna, 1904.

rapport : je m'efforcerai 1° de montrer par des résultats que la prostatectomie est la seule opération curative à adresser à l'hypertrophie prostatique ; 2° de définir rapidement quelques-unes des principales indications de l'opération ; 3° enfin d'établir que la prostatectomie hypogastrique donne des résultats auxquels la voie inférieure ne saurait prétendre, et qu'elle s'annonce déjà comme l'opération de choix dans l'avenir.

I. — RÉSULTATS GÉNÉRAUX DE LA PROSTATECTOMIE.

Les résultats de la prostatectomie varient un peu suivant la voie suivie et l'opération pratiquée : pour l'instant, je les envisage dans leur ensemble, ayant surtout l'intention de montrer leur supériorité par rapport à ceux que donnent toutes les autres méthodes.

1° C'est dans les *rétentions complètes chroniques* que l'opération donne les résultats les plus démonstratifs. Dans les *quatre cinquièmes* des cas environ, la miction spontanée reparaît, et la vessie se vide complètement.

Ce résultat parfait et durable s'obtient presque immédiatement et alors même que depuis des années la miction spontanée était complètement supprimée. Des rétentions de dix, de douze ans ont été ainsi guéries par l'opération, dans les conditions les plus variées d'âge. Un de mes malades était en rétention complète depuis dix-sept ans ; dix ans avant, je l'avais opéré par la prostatectomie partielle, telle qu'on la faisait alors : il n'en avait retiré aucun résultat, et avait repris l'usage constant de la sonde, dont il pensait devoir se servir jusqu'à la fin de ses jours. Je l'opérai en juin 1905 et, depuis, sa vessie se vide si bien, qu'il ne s'est jamais à nouveau servi de la sonde.

Et je ne connais pas actuellement d'observation plus probante pour établir à la fois l'insuffisance de la prostatectomie partielle et la supériorité de la prostatectomie totale.

L'âge du malade n'est pas plus que l'âge de la rétention susceptible d'amoindrir le résultat opératoire, Freyer(1) a opéré plusieurs vieillards de plus de 80 ans : chez eux, le résultat s'est montré aussi constamment favorable que chez les malades plus jeunes.

La santé générale s'améliore en même temps que la miction spontanée reparaît et que la vessie se vide. L'appétit revient, la langue s'humidifie, le teint est meilleur; les forces se relèvent, et la prostatectomie enfin en rendant à ces vieillards la miction spontanée, leur restitue aussi tout ce qu'ils avaient perdu, par le résidu, de force et de santé.

Ces résultats sont durables : des malades sont déjà opérés depuis deux, trois ans, et qui n'ont rien perdu du résultat primitif.

Et en somme, à ce double point de vue, perfection et permanence du résultat obtenu, la prostatectomie est

---

(1) FREYER. Total enucleation of the prostate in advanced old age. *The Lancet*, February 25, 1905.

supérieure à toutes les autres méthodes, et aucune ne peut lui être comparée.

Dans un cinquième des cas, il est vrai, ce résultat n'est pas absolument parfait au point de vue rétention. Il persiste encore un résidu ; la rétention de complète est devenue incomplète : les malades sont encore obligés de se sonder de temps en temps. Les urines restent troubles ; il faut encore pratiquer des sondages ou laver la vessie.

Ces résultats imparfaits ou défectueux sont surtout observés à la suite de la prostatectomie périnéale et tiennent beaucoup moins à l'opération elle-même qu'à la manière dont elle est pratiquée. Je pense en effet que les opérations périnéales sont souvent incomplètes ; et l'abandon imposé ou voulu de quelques fragments de tissu prostatique hypertrophié impose encore à l'urètre un obstacle, d'où résulte la rétention incomplète. Par la voie hypogastrique au contraire, cette inégalité dans les résultats est plus rare et le retour de la contractilité vésicale s'effectue d'une façon à peu près constante et parfaite.

2° Dans les *rétentions incomplètes* le résultat est inconstant et variable ; et à la suite de la prostatectomie périnéale, en particulier, on observe suivant les sujets des différences très grandes.

D'après mes observations personnelles, d'après celles de la plupart des chirurgiens français, dont les observations sont complètes et édifiantes à ce point de vue, la proportion des succès est à peu près la suivante : on obtient un tiers de résultats nuls, un tiers d'améliorations, un tiers de guérisons complètes.

On discute sur le pourquoi de ces différences : d'une façon générale, on les attribue plus à l'état de la vessie qu'à celui de la prostate, plus à la profondeur de la cystite qu'à l'ancienneté de la rétention. Mais ce qui est très remarquable, c'est que ces différences ne se voient guère ou pas du tout à la suite de la prostatectomie hypogastrique : après cette opération, la rétention disparaît complètement, de sorte qu'ici encore la différence dans les résultats incombe moins à l'opération qu'à la méthode adoptée. Et la prostatectomie est ici encore capable de donner des guérisons qu'aucune méthode n'a égalées.

3° Dans les *rétentions incomplètes chroniques avec distension,* la prostatectomie a été encore peu pratiquée, mais là encore elle a déjà prouvé sa supériorité. Nicolich (de Trieste), frappé des résultats déplorables que donne le cathétérisme chez ces malades, a tenté la prostatectomie sus-pubienne, et tous ses malades ont guéri. La rétention cependant datait de quelques mois, autant qu'on en peut juger d'après l'ancienneté de l'incontinence nocturne. Pauchet, Hartmann ont de même pratiqué avec succès la prostatectomie en ces circonstances. Ces résultats sont intéressants et encourageants : ils montrent comment on peut avec l'opération prévenir l'infection qui résulte à peu près fatalement du cathétérisme. La gravité bien connue de cette rétention autorise ces tentatives, que j'enregistre, sans oser affirmer l'indication constante de la prostatectomie dans ces circonstances.

4° Dans les *rétentions aiguës, complètes,* la prostatectomie a donné et donnera encore des résultats excellents, des guérisons complètes et parfaites. Mais ce n'est pas avec ces cas, que nous aurions pu juger la valeur de cette opération : la rétention complète aiguë donna toujours de bons résultats. Il en fut ainsi avec la castration, avec la vasectomie, parce qu'ici l'élément congestif a le rôle primordial. Il en est de même avec la prostatectomie : et là encore et surtout l'opération donne la guérison durable. Quelques malades cependant ont même dans ces cas conservé un faible résidu après l'opération ; ce résidu est en général très minime et mérite d'être négligé.

5° *Accidents divers autres que la rétention.* — Dans quelques cas rares, la prostatectomie a été basée sur une autre indication que la rétention ; et là encore les résultats ont répondu à l'attente.

Dans quelques cas, où l'on opérait pour *dysurie,* la miction est redevenue normale.

De même disparaissent encore les *phénomènes conges-*

tifs qui accompagnent l'évolution du prostatisme, ainsi que les hémorragies. Dans un cas, qui m'est personnel, des hémorragies épouvantables et indépendantes de la rétention avaient été pour moi la raison de l'opération : elles ne se sont pas reproduites après et le malade est resté parfaitement guéri.

Au point de vue des *calculs,* la prostatectomie donne également des résultats favorables, en ce sens qu'elle met les malades dans de meilleures conditions pour éviter la récidive calculeuse. Le bas-fond est supprimé, les pierres descendant du rein trouvent plus facilement à s'échapper à l'extérieur ; et la stagnation diminuant, les calculs secondaires ont moins de raison de se produire.

J'ai vu cependant quelques récidives de calculs après la prostatectomie ; il est possible qu'au cours de l'opération une pierre ait été laissée, car la recherche des calculs est très difficile par le périnée (1) — ou bien l'opération ayant été incomplète, une dépression persiste en arrière du col, une pierre se reforme dans le bas-fond et il faut intervenir à nouveau.

Ces récidives ne sont cependant que l'exception et ne sauraient atténuer l'influence heureuse qu'on peut attribuer et reconnaître à la prostatectomie sur la production ultérieure des calculs vésicaux.

(1) F. LEGUEU. Taille périnéale et prostatectomie. *Ann. des mal. des org. génito-urinaires,* 1902, p. 926.

II. — INDICATIONS ET CONTRE-INDICATIONS

Avec ces résultats, il est facile de tracer, provisoire-
ment au moins, les indications de la prostatectomie.

Les prostatiques se présentent à nous dans trois conditions différentes : 1° avec une hypertrophie sans rétention ; 2° avec une hypertrophie et une rétention ; et 3° avec
une rétention sans hypertrophie.

1° Hypertrophie sans rétention.

Les malades de cette catégorie sont légion : car la prostate reste longtemps hypertrophiée sans gêner la vessie.
Il n'y a pas de proportion entre le volume de la prostate
et le degré de la rétention ; notre maître M. Guyon a
depuis longtemps remarqué et signalé que ce ne sont pas
les plus grosses prostates qui font le plus obstacle à
l'urine. Par conséquent, la question de l'opération ne se
pose donc pas en ces circonstances, actuellement au
moins. Quelque bien assise que soit la prostatectomie à
l'heure actuelle, il est trop tôt pour l'appliquer préven-
tivement : elle a ses dangers, elle a ses inconvénients, et

il faut attendre pour la pratiquer qu'un indice témoigne de sa dégénérescence ou que la vessie soit troublée dans son fonctionnement.

Je ne verrais qu'une raison pour me départir de cette attitude, ce serait la présence de calculs qui nécessiteraient par leur présence une opération sanglante. Actuellement encore, la lithotritie permet admirablement de guérir ces malades avec un minimum de traumatisme et de gravité : mais lorsque le volume de la prostate, l'imperméabilité de l'urètre ou le volume de la pierre obligent à recourir à une opération sanglante, je croirais devoir proposer au malade l'ablation simultanée d'une prostate grosse avant même toute réaction de la vessie. Pour préventive qu'elle soit, l'opération dans ce cas n'en est pas moins très légitime à mon sens, puisqu'elle met le malade à l'abri des récidives calculeuses, des atteintes ultérieures du prostatisme, tout cela au prix d'une opération un peu plus étendue et un peu plus grave.

2° Hypertrophie avec rétention.

C'est ici surtout que la prostatectomie reprend sa place et ses droits. C'est la vessie qui fait le prostatique : c'est par la vessie que la prostatectomie est indiquée.

Dans les *rétentions aiguës,* je ne pense pas et pour les mêmes raisons que tout à l'heure, qu'il soit sage de profiter du premier accident pour poser l'indication de l'opération. Dans les rétentions aiguës tout réussit, même la sonde : la récidive peut mettre des mois, des années à se produire. Et en opérant de bonne heure, on s'expose à obtenir un résultat qu'on aurait pu acquérir plus simplement et à moins de frais.

Je ne raisonnerais plus tout à fait de la même façon, lorsque la rétention aiguë récidive, lorsqu'elle se reproduit à plusieurs mois de distance. Sans doute elle relève alors d'un élément surtout congestif et par conséquent transitoire ; mais elle indique aussi la marche progressive de l'affection ; elle révèle l'atteinte à la musculature vésicale, et plutôt que d'attendre la faillite complète, j'admets que l'on mette le malade en présence de la perspective qui l'attend et des bénéfices certains d'une prostatectomie pratiquée de bonne heure.

Dans les rétentions chroniques et complètes au contraire, la prostatectomie me paraît toujours indiquée et pour les raisons que voici. La maladie a une évolution constante et progressive : lorsque la rétention s'est installée à demeure, il n'y a pas d'exemple qu'elle diminue, qu'elle cesse ou qu'elle disparaisse. Le malade est donc condamné à la vie de soins et de sondages journaliers. Certains chirurgiens s'étonnent qu'on puisse pratiquer la prostatectomie chez des malades qui se sondent correctement et facilement. Je pense cependant que c'est un devoir pour nous de chercher à faire bénéficier tout individu des progrès de la chirurgie. Que le malade prévenu des avantages et aussi des inconvénients, voire même des dangers d'une prostatectomie, préfère recourir à l'usage de la sonde, à cela rien que de très naturel. Et beaucoup de malades manifesteront cette préférence, surtout lorsque prostatiques depuis longtemps ils se sont fait du sondage une habitude inséparable de l'existence. Mais j'ai vu aussi souvent les malades qui commençaient leur rétention, qui n'avaient pas encore commencé sans protestation cette habitude de la sonde, accepter, que dis-je, réclamer même l'opération dont ils avaient entendu par ailleurs vanter les avantages.

Je ne demande donc pour l'indication de la prostatectomie aucune complication, mais seulement la rétention complète et chronique.

A plus forte raison, l'opération me paraît-elle indiquée si le sondage est difficile, si les fausses routes sont fréquentes, si les calculs récidivent. L'indication alors s'impose pour tout le monde, et la prostatectomie est seule capable de donner à tous ces maux une guérison sans égale.

Dans la rétention incomplète chronique, il est plus difficile d'avoir la même absolue sécurité. Et cependant, la prostatectomie me paraît encore bien nettement indiquée lorsque la prostate est nettement hypertrophiée, sans être par trop volumineuse. L'ancienneté de la rétention, la profondeur de la cystite sont des facteurs de mauvais augure ; mais après tout je ne sais si les résultats opératoires que nous avons vus en pareille circonstance ne seront pas tout à fait modifiés le jour où la voie haute sera substituée à la voie basse. D'ailleurs même si le résultat n'est pas parfait, il y a toujours amélioration, et le malade a beaucoup à gagner à l'opération.

Dans la rétention incomplète chronique avec distension, je serais pour ma part très tenté de suivre l'exemple de Nicolich et d'appliquer la prostatectomie d'emblée à cette catégorie de malades. Les résultats décourageants que donne le cathétérisme progressif, l'infection fatale qu'il entraîne, sont trop connus de tous pour qu'on ne cherche pas à guérir ces malades, avant l'infection à laquelle ils sont si exposés. Il en est cependant parmi eux, chez lesquels la rétention a duré si longtemps que l'urémie est bien menaçante : ce sont ces intoxiqués dont M. Guyon a bien montré l'aptitude à l'infection, et chez ceux-là, distendus depuis très longtemps, dilatés de leurs uretères et de leurs reins, je ne sais si la prostatectomie ne donnerait pas des déboires. Il faudra donc user ici de prudence ; mais je pense cependant déjà qu'il y a mieux à faire avec la prostatectomie chez beaucoup d'entre eux qu'avec les sondages les mieux faits et les plus proprement exécutés.

3º Rétention sans prostate.

Voici maintenant la catégorie difficile et délicate des

prostatiques sans prostate. Que faut-il en penser, et dans quelle mesure ces malades sont-ils justiciables de la prostatectomie ?

Je crois que souvent on pourra tenter l'opération, mais sans avoir la sécurité du résultat parfait. Delbet, Albarran et nous-même avons eu quelquefois des résultats heureux : à la suite de ces prostatectomies, qui ne sont que « des libérations de l'urètre profond », de ces opérations dans lesquelles on ne ramène que dix, quinze ou vingt grammes du tissu prostatique, on a vu le retour de la contractilité vésicale et la guérison se produire contre toute prévision.

Je me demande cependant si ces guérisons sont durables ; et bien que l'anatomie pathologique ait montré que ces vessies avaient les mêmes lésions que les autres (1), je crois qu'il faut être très réservé en ces circonstances, et ne se lancer dans une aventure d'où on peut tirer un échec complet, que si le malade l'exige, et avec toutes les réserves nécessaires.

C'est dans ces limites que j'entrevois les indications très rares de la prostatectomie.

Je serai bref sur les *contre-indications*. Car celles-ci sont des contre-indications *générales*. L'état du cœur, des poumons, du foie commande l'opération comme s'il s'agissait de toute autre intervention.

(1) Motz et Arrese. Sur les vessies des prostatiques sans prostate. *Ann. des mal. des org. gén.-urin.*, 1903, p. 184.

Mais les *lésions des reins* méritent une attention particulière ; elles sont très communes chez le vieillard, et entraînent la mort après la prostatectomie dans la proportion de 35 pour 100 d'après les chiffres relevés par Watson.

On s'attachera donc en particulier à vérifier le fonctionnement des reins, chez ces vieillards qui vivent souvent en équilibre instable et chez lesquels le taux insuffisant de la dépuration urinaire conduirait à un désastre. Quant aux lésions suppuratives et infectieuses, elles sont quelquefois améliorées par l'opération ; mais quand elles sont prononcées, il vaut mieux s'abstenir de la prostatectomie et conseiller alors, s'il y a lieu de pratiquer une opération, une de ces opérations dites palliatives, telle que le Bottini, la cystotomie, dont je ne parle pas parce que je n'envisage que les opérations radicales, mais qui trouvent bien leur place dans les contre-indications de la prostatectomie.

Chez les vieillards, qui ont de la *fièvre,* l'opération n'est pas absolument contre-indiquée. Hartmann a préconisé dans ces cas la prostatectomie comme une opération de drainage : ceci ne s'applique qu'à la prostatectomie périnéale. Je pense pour ma part qu'il y a avantage à ne pratiquer l'opération qu'à *froid,* en dehors de toute poussée fébrile et après une préparation assez longue et une désinfection soignée de la vessie.

LEGUEU. 2

III. — CHOIX DE L'OPÉRATION.

Deux voies permettent de pratiquer la prostatectomie : la voie périnéale et la voie transvésicale ou hypogastrique.

La première est née en Amérique, avec Goodfellow, Carpenter, Mac Léan ; mais elle a reçu en France son plus grand développement avec les recherches de Proust en 1900 et les premières opérations d'Albarran en 1901.

La seconde est plus récente : elle aussi est née en Amérique entre les mains de Füller(1), mais elle a reçu une telle impulsion de la part de Freyer, que le nom du chirurgien de Londres mérite incontestablement de lui être pour toujours associé.

Entre ces deux voies se placent des *méthodes combinées,* qui viennent toujours aux heures troublées de la chirurgie pour rétablir l'entente ou ménager une transi-

(1) Füller. The radical treatment of prostatic hypertrophy. *Med. Rec.,* 19 novembre 1898, n° 1463, p. 921.

tion. Il y a longtemps déjà, Nicoll (de Glasgow) (1) et Alexander (de New-York) (2) enlevaient la prostate par le périnée mais en s'aidant d'une incision hypogastrique ; bien que Delagénière, puis Cathelin (3) aient essayé de rééditer chez nous ces opérations combinées, je pense qu'elles n'ont aucun avenir. Si elles se proposent de combiner les avantages de deux méthodes, elles n'ont souvent que leurs inconvénients, et l'histoire de toute la chirurgie est là pour nous montrer qu'elles n'ont jamais eu qu'un rôle éphémère ou transitoire.

Je les laisserai donc de côté et n'envisagerai que les avantages et les inconvénients des deux opérations périnéales et hypogastriques.

1° Voie périnéale.

La prostatectomie périnéale telle qu'elle a été réglée en France par Proust et par Gosset, par Albarran et pratiquée avec des variantes dans le détail par tous les chirurgiens, est une opération qui s'est révélée de suite d'une *grande bénignité* (fig. 1).

---

(1) Nicoll. *The Lancet,* 1894, 14 avril, p. 926.

(2) Alexander. Prostatectomy. *New York med. J.*, 1896, LXII, 171.

(3) F. Cathelin. Prostatectomie totale par une méthode mixte périnéo-suspubienne. *Bull. de la Soc. anat. de Paris,* LXXXe année, 6e série, t. VII, n° 7, p. 675.

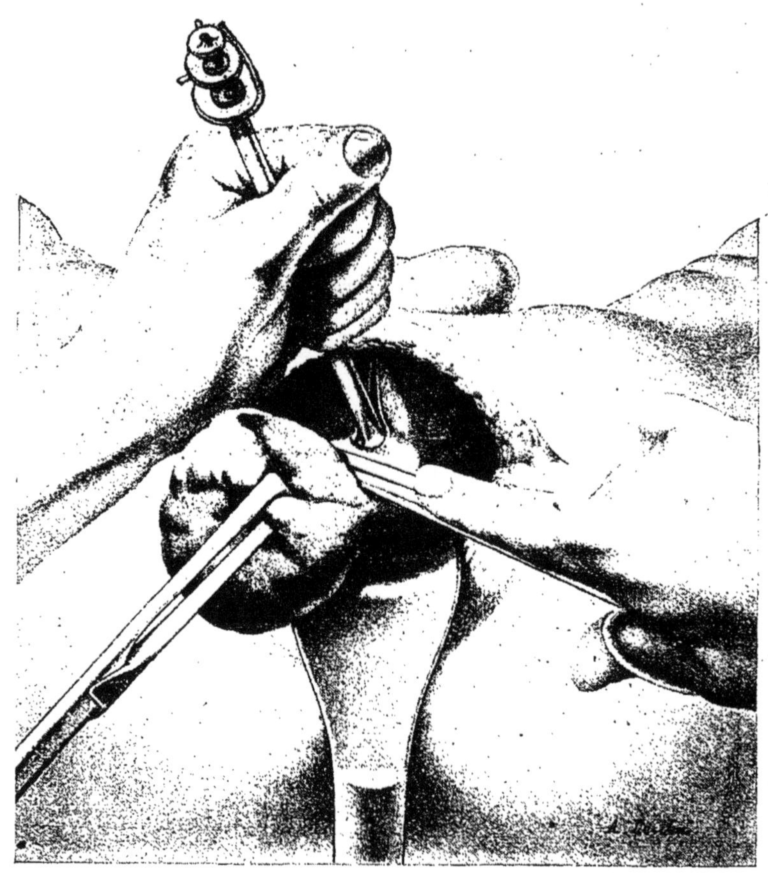

Fig. 1. — Prostatectomie périnéale. Le col vésical est abaissé par mon désenclaveur : ablation du lobe droit, le gauche est encore en place.

Avantages. — Ce fut même au début de la pratique, c'est encore après quelques années le fait le plus frappant qui se dégage de son histoire : alors que pendant longtemps la prostate a été considérée comme un « *noli me tan-*

gere », qu'on ne pouvait aborder sans danger, les chiffres importants des prostatectomies périnéales, pratiquées jusqu'à ce jour, ont tous montré la bénignité de cette opération. Watson (1) donnait en 1904 sur 530 cas 6 pour 100 de mortalité.

Escat (2) en 1904 également arrivait à 47 décès sur 410 cas soit 11,3 pour 100.

Proust (3), sur 379 cas compte 22 morts soit 5,8 pour 100. Et moi-même en ajoutant aux prostatectomies périnéales des précédentes statistiques toutes celles que j'ai pu réunir depuis, j'arrive au total de 1 026 cas avec 96 morts soit 9 pour 100 de mortalité (4).

(1) WATSON. Operation for prostatic hypertrophy. *Boston med. and Surg. Journ.*, 28 avril 1904, vol. CL, n° 17, p. 453.

(2) ESCAT. *Ass. franç. d'Urologie,* VIIIe session, Comptes rendus. Paris, 1905.

(3) PROUST. Indications et valeur thérapeutique des prostatectomies. *Ass. franç. d'Urologie,* VIIIe session, Comptes rendus. Paris, 1905, p. 182.

(4) J'ai avec intention éliminé de cette liste toutes les statistiques qui ne portaient que sur une seule opération.

OPÉRATIONS PÉRINÉALES

	TOTAL	MORTS		TOTAL	MORTS
			Report.	547	48
Albarran	83	3	Kümmel	9	1
André	26	2	Lardennois	3	0
D'Antona	3	0	Leclerc Dandoy	5	0
Audry	4	0	Legueu	45	4
Bazet	8	2	Loumeau	29	1
Bako	5	1	Mariachess	12	1
Bastos	5	0	Malherbe	7	3
Bazy	3	0	Meyer	7	0
Bissel	2	0	Michon	12	1
Brin	4	0	Mickulicz	2	0
Bryson	5	1	Murphy	48	2
Carlier	7	0	Nicolich	12	2
Cathelin	4	0	Oidtmann	5	1
Cautermann	3	0	Pauchet	53	3
Czerny	27	2	Pousson	23	4
Deaver	5	2	Peralta	3	0
Desnos	31	3	Rafin	47	3
Delagénière	16	5	Reboul	4	1
Durrieux	4	0	Riedel	4	1
Dorst	13	4	Ruggi	3	0
Fergusson	40	4	Reynès	4	1
Füller	12	1	Rochet	27	6
Gowan	24	1	Richardson	5	1
Guelliot	2	1	Sigurta	4	0
Goodfellow	78	2	Sheldow	11	0
Gosset	2	0	Stockum	3	0
Hartmann	30	1	Syms	34	2
Hamonic	7	0	Tedenat	29	2
Hammerfahr	2	0	Trendelenburg	5	0
Hogge	2	0	Tuffier	4	1
Horwitz	31	3	Vermey	2	0
Helferich	4	1	Vlieger (de)	2	0
Héresco	35	6	Verhoogen	20	1
Jaboulay	10	2	Watson (Boston)	38	4
Jeannel	2	0	Young	50	2
Kammerer	8	1	Zuckerkandl	8	0
A reporter.	547	48	TOTAL	1026	96

Non seulement l'opération est peu meurtrière, mais elle est encore dépourvue de cette série d'accidents petits ou grands, que beaucoup d'opérations commandent par elles-mêmes dans les premiers jours au moins : choc, faiblesse du pouls, collapsus, etc.

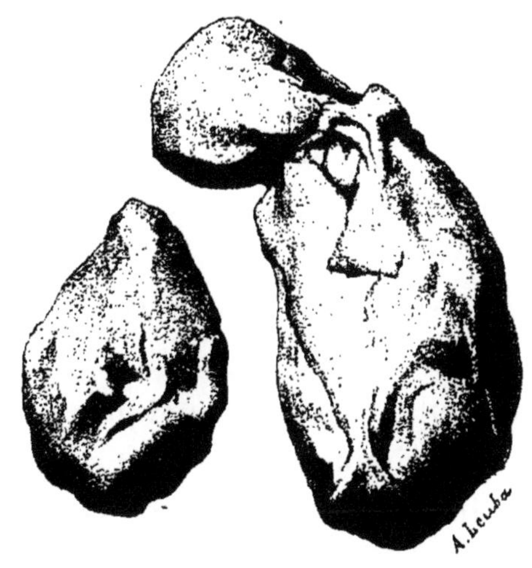

Fig. 2. — Deux lobes prostatiques enlevés séparément par voie périnéale avec le lobe médian (Leguru.)

Rien de tout cela n'existe, et quand il n'y a pas d'hémorragie le premier jour, le malade est aussi bien le soir de son opération et les jours suivants que s'il n'avait pas été opéré : nous avons souvent ainsi trouvé nos malades lisant leur journal, le soir d'une opération qui avait été souvent laborieuse et pénible (fig. 2).

Cette bénignité incontestable de la prostatectomie périnéale s'explique merveilleusement en ce qu'elle laisse une plaie ouverte et déclive et assure ainsi un drainage facile. Dans ces opérations faites presque toujours, toujours même, sur des sujets et des tissus infectés, le drainage, un drainage large, facile, est la condition nécessaire du succès de l'opération ; et il est incontestable que la prostatectomie périnéale réalise à merveille ce desideratum.

Inconvénients. — A ces avantages considérables, la prostatectomie périnéale oppose quelques inconvénients assez sérieux.

1° D'abord elle est quelquefois *difficile,* et si cette difficulté ne gênait que le chirurgien, il n'y aurait pas grand mal. Mais la difficulté expose à quelques accidents. Il est des prostates qui viennent seules et se laissent facilement abaisser : il en est d'autres, qui se décollent moins aisément, se déchirent, se laissent enlever par morceaux. J'ai toujours cherché pour ma part à extirper la prostate en bloc, en deux fragments au moins : l'ouverture de l'urètre préconisée par Proust et Gosset m'est toujours apparue comme une mesure nécessaire et de prévoyance : et une fois la prostate coupée en deux morceaux, j'enlève ces deux fragments en bloc et en général sans les morceler (fig. 3 et 4). Mais souvent les pinces dérapent, la prostate se déchire, et on court le risque de laisser quelques fragments en haut des lobes latéraux.

Ces difficultés se réalisent au maximum lorsque la prostate est grosse et longue, et lorsqu'il y a un lobe médian.

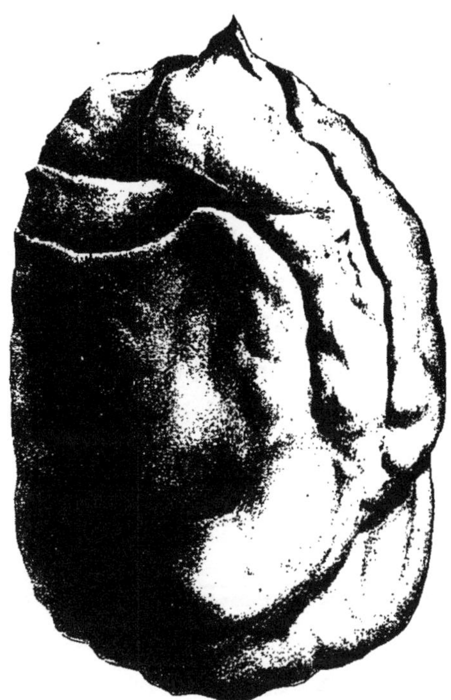

FIG. 3. — Lobe gauche enlevé en un seul fragment du poids de 105 grammes par la voie périnéale (LEGUEU).

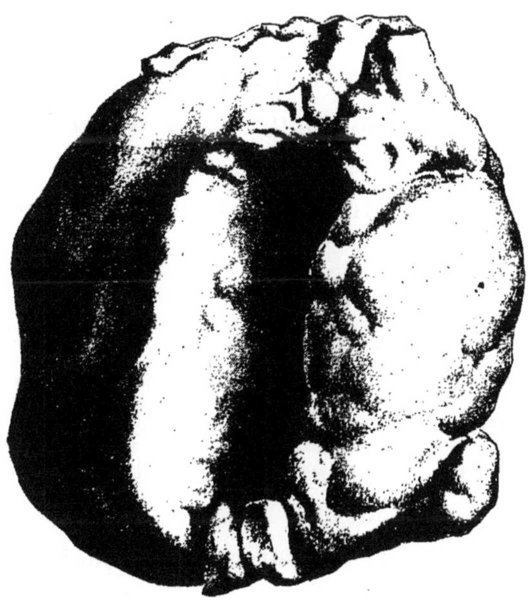

FIG. 4. — Lobe droit de la même prostate enlevé en trois fragments réunis sur la même figure : leur poids est de 100 grammes (LEGUEU).

Dans ces cas, le désenclaveur a peine à se tenir en place (fig. 5). Par en bas, le gros volume, qui est un avantage par en haut, est un inconvénient et une difficulté : puis quand il y a un lobe médian, une saillie importante dans la vessie, on a beaucoup de peine à en sortir. Il faut à travers le col inciser, arracher dans la vessie plutôt que désinsérer le lobe à enlever, et si ce

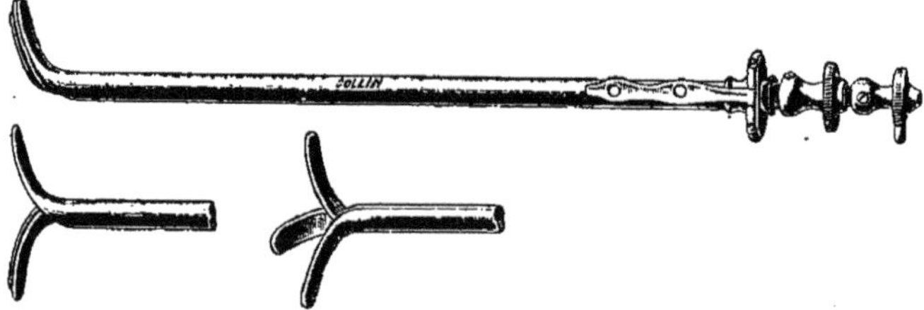

Fig. 5. — Désenclaveur de Legueu.

lobe est volumineux, s'il atteint comme je l'ai vu plus de cent grammes, le morcellement à travers le col, de ce lobe volumineux devient une manœuvre extrêmement pénible pour le chirurgien et très dangereuse pour le malade.

Il n'y a pas jusqu'à la recherche du calcul qui ne soit difficile par la voie périnéale, loin du contrôle de la vue, sur un organe sans consistance et qui fuit sous le doigt. Même prévenu on a peine à saisir les petits calculs : à plus forte raison, est-on exposé à en laisser si l'on n'est pas sûr de leur présence.

2° Au cours de ces manœuvres quelquefois pénibles,

et surtout au cours du premier temps de l'opération, la *blessure du rectum* est un accident toujours possible. Cet accident est arrivé à tous les chirurgiens qui ont une certaine pratique de cette opération, et il a une grosse importance, car non seulement il frappe l'opération tout de suite d'une certaine gravité, mais il impose au malade, s'il survit, une infirmité très pénible et très difficilement curable. Ce n'est pas au niveau du muscle recto-urétral, qu'il y a le plus de danger de blesser le rectum : on sait qu'il y a là un point faible, on va avec prudence, et l'écueil est d'ordinaire évité. C'est plus haut à la fois et plus loin que le danger existe : c'est à la face postérieure de la protaste que l'écueil est le plus sérieux dans cet espace, qui n'est pas toujours *décollable,* car la prostatite accompagne souvent l'hypertrophie, et qu'il est difficile de trouver·parce qu'on est mal parti et qu'on est trop près ou de l'urètre ou du rectum.

Même si le rectum n'est pas ouvert, il est dénudé, et c'est de cette dénudation trop *intime* que résultent ces fistules secondaires que j'ai observées et qui, moins graves que les autres cependant, troublent quelquefois vers le quinzième jour la régularité des suites opératoires.

Et ainsi, sans vouloir faire du voisinage du rectum un épouvantail indigne d'un chirurgien, il est incontestable que toutes les opérations périnéales auront cet inconvénient commun d'exposer à la blessure de l'intestin ; c'est un danger dont avec de la prudence et de la dextérité, on se préservera très souvent, mais que ni la prudence ni la dextérité n'éviteront toujours et dans tous les cas.

3° Un autre inconvénient résulte de la *longueur des suites opératoires.* La plaie périnéale est longue à se fermer ; le retour de la miction par les voies naturelles est fait depuis longtemps que la plaie périnéale laisse encore une petite fistule par laquelle passent à chaque miction vingt à trente gouttes d'urine. Cette fistule se ferme, puis elle se rouvre : il faut cautériser à nouveau, remettre encore la sonde à demeure, et je suis un de mes malades qui un an après l'opération n'avait pas encore fini ces luttes énervantes contre une fistule intarissable.

D'ailleurs, même quand les choses vont bien, il faut compter un assez long temps pour la réparation de la plaie, c'est en général l'affaire de cinq à six semaines, pendant lesquelles le malade doit à peu près garder le lit ou conserver la sonde.

4° La *perte de la génitalité* constitue encore un gros reproche à faire à la prostatectomie périnéale et il est bien fondé ; car avec cette opération, les canaux éjaculateurs sont toujours endommagés. Et de fait, malgré quelques heureuses exceptions, les malades perdent à la suite de l'opération toute aptitude génésique. Et c'est, malgré l'âge, un très grave inconvénient. Que cette suppression résulte d'un trouble mécanique ou de la suppression d'une zone érectogène (Proust), qui serait le point de départ d'un réflexe, peu importe. Contentons-nous pour l'instant de constater à ce point de vue combien la prostatectomie périnéale est inférieure à sa rivale. Young (1), il est vrai, avec une technique spéciale est arrivé à des résultats meilleurs ; en substituant à l'incision médiane de l'urètre prostatique, deux incisions latérales faites sur chaque lobe, il évite et respecte la zone érectogène, et près de 5o pour 100 de ses malades ont conservé des érections ; quelques-uns même ont retrouvé des fonctions régulières, et il semble bien que la préoccupation de Young de sauver la génitalité a atteint son but.

Mais ce résultat n'est obtenu, si tant est qu'il se maintienne, qu'à condition que l'urètre ne soit pas ouvert : et de cette façon, l'ablation de la prostate ne saurait être complète. Il est impossible de ne pas laisser ainsi des fragments en grand nombre autour de l'urètre ; et par conséquent, dans le but de conserver la fonction génitale, on sacrifie avec cette opération une partie du résultat thérapeutique.

Je persiste donc à croire que par la suppression de la fonction génitale la prostatectomie périnéale est notablement inférieure à la transvésicale ; et il y a au bénéfice de cette dernière un grand avantage.

5° J'en viens maintenant à la *question du résultat éloigné et du résultat vraiment thérapeutique.* C'est là surtout que

(2) YOUNG. Conservative perineal prostatectomy and presentation of new instruments and technic. *J. amer. med. Ass.* Chicago, 1903.

doit être jugée la prostatectomie périnéale : elle est tentée contre un symptôme, la rétention ; elle a pour but de supprimer la sonde. Dans quelle mesure répond-elle aux espérances qu'on fondait sur elle ?

A ce point de vue, il est incontestable que la prostatectomie périnéale laisse quelques déboires. A côté des guérisons parfaites qu'elle a parfois causées, et dont j'ai cité plus haut des exemples, *l'imperfection du résultat* vient souvent atténuer le bénéfice qu'on attendait de l'opération. Même sans parler des infirmités persistantes, auxquelles elle condamne parfois (fistules rectales), il est certainement des malades qui ont peu gagné à l'opération.

D'abord il y a parfois de *l'incontinence* ; et l'incontinence quand elle doit persister vaut moins que la rétention. Mais fort heureusement elle est rarement durable, elle est d'ailleurs beaucoup plus exceptionnelle actuellement que lors des premières opérations, et il n'est pas douteux que les perfectionnements de la technique ont sensiblement diminué la proportion de cette complication.

S'agit-il d'une altération du col vésical (Albarran), d'une lésion de l'urètre membraneux (Proust), de la blessure du nerf du sphincter urétral (Ruggles) ou plus probablement tantôt d'une cause et tantôt d'une autre, peu importe : ce qui est certain c'est que l'incontinence est rarement durable, mais quand elle force, comme je l'ai vu, les malades à porter pendant longtemps un appareil, on se demande avec raison si l'état antérieur n'était pas préférable.

D'autres fois l'incontinence est liée à la rétention in-complète. Le sphincter a été relâché ou supprimé, et comme le malade a changé sa rétention complète en une rétention incomplète, il ne peut retenir ses urines dans la vessie et l'incontinence paraît, une incontinence qui est directement liée à la rétention.

Il y a en effet souvent *persistance de la rétention partielle* : la vessie conserve un résidu diminué, mais qu'il faut encore évacuer. Et le sondage n'est pas toujours très facile. Chez quelques malades, nous avons vu des diffi-cultés de sondage qui n'existaient pas avant, dues sans doute à des sténoses, à des déviations cicatricielles de l'urètre prostatique. Je dois dire cependant que ces ré-trécissements traumatiques de l'urètre sont très rares à la suite de la prostatectomie périnéale. Et quand on prend la précaution, comme je le fais toujours, de résé-quer la plus grande partie possible de l'urètre prosta-tique, la paroi rectale vient se coller à l'urètre, ferme le canal par en bas, lui fait une paroi inférieure et le cathé-térisme est facile ; le calibre urétral est parfait.

6° Toutes ces défectuosités de la prostatectomie péri-néale : inégalité, incertitude du résultat, persistance d'un résidu, nécessité de sondage, tiennent à ce que l'opéra-tion est presque toujours *incomplète*. Et c'est là un des gros reproches que l'on peut adresser à cette opéra-tion.

Elle est incomplète comme toutes les prostatectomies,

mais elle l'est beaucoup plus que toute autre. Ce point mérite une explication.

Je dis que toute prostatectomie est incomplète, c'est-à-dire que toute prostatectomie laisse en place la prostate. Toutes les pièces d'autopsie que j'ai vues, tous les éléments que Motz (1) m'a montrés et dont il a fait plusieurs publications, montrent que dans ce qu'on laisse en place après la prostatectomie et qu'on appelle la capsule, il y a non seulement la capsule, mais la prostate elle-même, amincie, refoulée, étalée. Et ce qu'on enlève, n'est jamais que la masse hypertrophiée, celle d'où résulte l'obstacle, celle qui gêne, celle dont il faut débarrasser le malade. « L'hypertrophie de la prostate se produit seulement aux dépens des glandes urétrales, parauréthrales et du stroma qui les entoure. La prostate proprement dite ne prend aucune part à la formation des masses néoplasiques, elle subit seulement une atrophie plus ou moins prononcée » (Motz).

A ce point de vue donc, la prostatectomie n'est jamais totale ; elle est incomplète, mais dans cette imperfection il y a des différences et des degrés entre la périnéale et la transvésicale.

La prostatectomie périnéale laisse très fréquemment des fragments plus ou moins volumineux des lobes pros-

----

(1) Motz et Perearnu. Contribution à l'étude de l'évolution de l'hypertrophie de la prostate. *Ann. des mal. des org. gén.-urin.*, vol. II, n° 8, 15 octobre 1905, p. 1521.

tatiques hypertrophiés : tantôt on ne peut les enlever parce qu'ils sont friables, se déchirent, et il m'est arrivé ainsi d'abandonner de propos délibéré des fragments trop haut situés, trop tôt détachés du groupe principal et qu'il m'était difficile ou que je croyais dangereux de poursuivre (fig. 6). D'autres fois ces fragments sont abandonnés involontairement au cours du morcellement de la

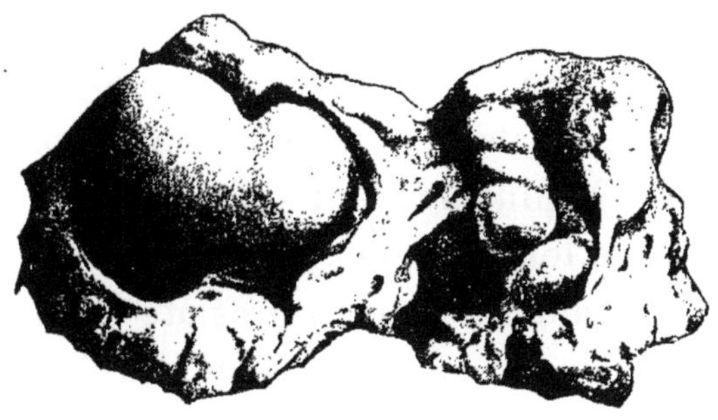

Fig. 6. — Fragments de lobe prostatique laissés par la prostatectomie périnéale et enlevés par la voie haute (LEGUEU).

prostate. Et c'est une des raisons pour lesquelles j'ai toujours pensé que le meilleur moyen d'enlever toute la glande était de l'enlever en bloc, au moins en deux fragments, ou en la fragmentant le moins possible. Mais le morcellement, on est parfois obligé de le subir, ou parce que la prostate est trop volumineuse, ou parce qu'elle se déchire, et rien n'est alors difficile comme de faire une prostatectomie totale. Même en recherchant à l'aide d'un doigt introduit dans la vessie, et d'un autre qui se promène dans la plaie, les indurations suspectes, il est facile de laisser quelques fragments plus particulièrement en arrière, au-dessous du col. Et c'est là un inconvénient très regrettable, car de là peut résulter un échec thérapeutique.

Des prostatectomies incomplètes peuvent en effet donner de très bons résultats, des résultats parfaits. J'ai des malades qui ont perdu leur rétention complète, bien qu'ayant conservé, j'en suis certain, quelques fragments des lobes latéraux. Et l'on ne pourrait m'objecter la perfection des résultats pour conclure que la prostatectomie est complète le plus souvent.

Cela prouve tout simplement que nous ne savons pas toujours la manière dont la prostate gêne la miction ; nous ne pouvons préciser exactement à l'avance les parties qu'il suffirait de supprimer pour avoir un bon résultat et celles qu'on pourrait laisser sans nuire au bénéfice de l'opération. Cela, nous ne le savons pas, et nous ne pouvons le savoir à l'avance. Aussi, voyons-nous très souvent l'opération incomplète frappée de stérilité dans ses résultats éloignés.

Et déjà réparaissent ces opérations *itératives* tentées par la voie haute pour compléter le résultat défectueux d'une prostatectomie périnéale incomplète (Verhoogen, Legueu). Elles rappellent la période des laparotomies après les hystérectomies incomplètes, et semblent un acheminement, une transition vers une voie plus large, plus sûre, plus complète. Elles sont en tous cas nécessaires,

car la sécurité du résultat thérapeutique n'est achetée
que par une opération complète. Et la prostatectomie
périnéale telle qu'elle fut jusqu'alors pratiquée par morcellement ou même par hémisection ne l'est certainement pas toujours.

Il est vrai que dans une certaine mesure cette défectuosité est corrigible. Il y a moyen de faire par en bas
une prostatectomie complète : c'est de la faire totale,
c'est de réaliser par en bas ce que Freyer fait par en
haut, c'est d'enlever avec la prostate le col, l'urètre et
d'obtenir en un mot une prostate massive ou ouverte, au
lieu de ces fragments plus ou moins volumineux que le
morcellement nous a jusqu'alors donnés.

Cette ablation est très facile à faire, sans incision sus-
pubienne, pour toutes les prostates qui ne sont pas très
grosses : elle permettra certainement de ne pas laisser
des fragments méconnus, mais nous ne savons pas,
comme le disait Proust au Congrès d'urologie de 1905,
dans quelle mesure ces prostatectomies en bloc faites
par en bas n'exposent pas soit à l'incontinence, soit à la
fistule, soit au rétrécissement. Et c'est pour ces raisons
que la prostatectomie périnéale, opération très bénigne,
mais pleine d'incertitudes, et quelquefois suivie d'infirmités a vécu son heure de gloire, et devra, sans dispa-
raître, céder le pas pour le plus grand nombre des cas
à la prostatectomie transvésicale qui vient prendre sa
place.

2° Voie transvésicale.

La prostatectomie transvésicale est de date plus récente. Füller l'a pratiquée le premier (1) ; mais c'est Freyer qui l'a perfectionnée, vulgarisée, à tel point qu'elle mérite bien d'être appelée « l'opération de Freyer ».

Technique. — La vessie est incisée longitudinalement comme pour une taille hypogastrique ordinaire. Les lèvres en sont écartées, et on aperçoit la saillie prostatique.

Au-dessous du col, en plein sur le versant postérieur de la saillie prostatique, Freyer déchire avec l'ongle de son index la muqueuse vésicale : avec des ciseaux, avec le bistouri, la même incision peut être plus régulièrement faite, mais les instruments ne doivent inciser que la muqueuse ; s'ils pénètrent trop avant, le doigt qui va prendre tout à l'heure le chemin tracé va pénétrer en plein dans le tissu prostatique : la prostatectomie ne sera pas totale, on ne fera qu'une énucléation dans une masse énucléable.

Au contraire, si la muqueuse est seule incisée, le doigt

(1) Eug. Füller. The question of priority in the adoption of the method of total enucleation suprapubically, of the hypertrophied prostate. *Annals of Surgery*, May 1903, p. 521 ; et *Ibid*, April 1905 ; et *The American J. of Urology*. July 1905.

s'y enfonce, rencontre de suite un bon plan de clivage,

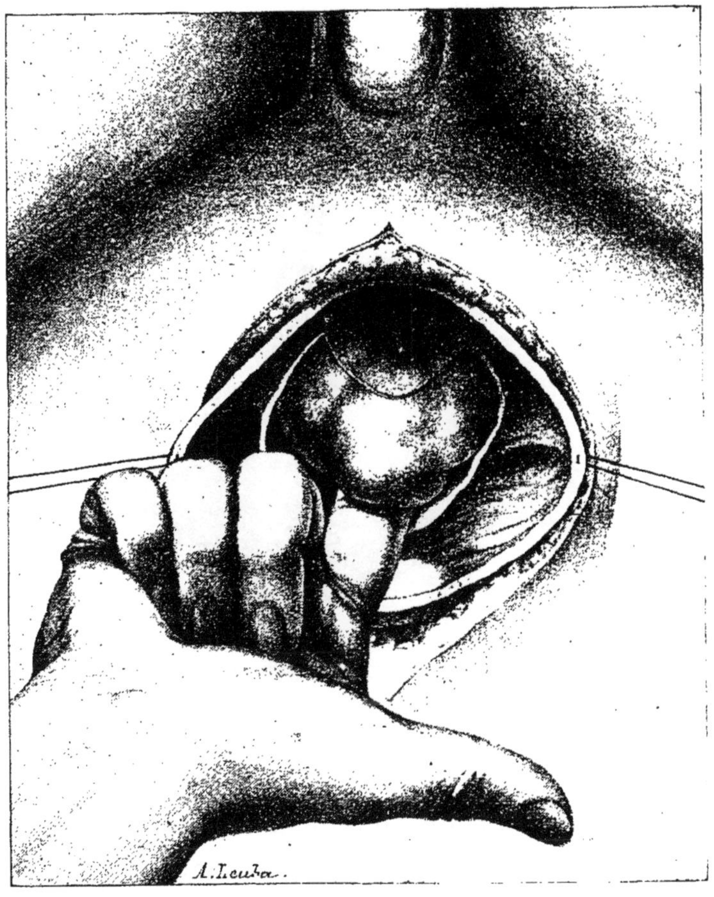

Fig. 7. — Prostatectomie transvésicale. La vessie est ouverte : la muqueuse vésicale est incisée sur la prostate, le doigt décolle la face postérieure de la prostate de sa loge.

et d'un coup dénude toute la face postérieure de la prostate d'une paroi latérale à l'autre (fig. 7).

A ce moment il faut s'arrêter : car il y a deux manières d'agir, et comme deux manières d'enlever et d'avoir la prostate.

Si on continue le décollement des faces postérieures et latérales vers la face antérieure — et la chose est très simple, car le doigt est pour ainsi dire conduit, attiré

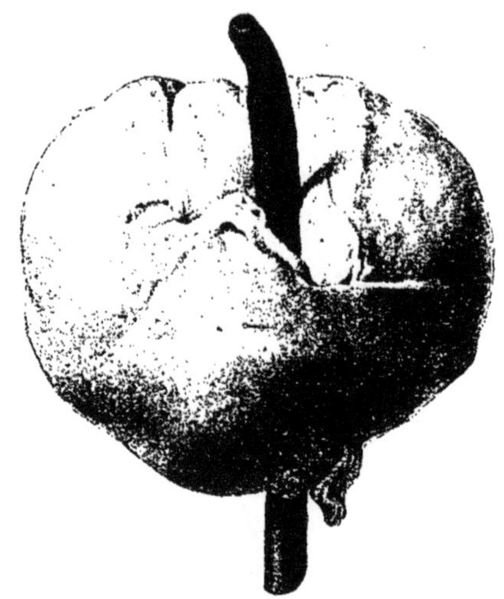

Fig. 8. — Prostate de 90 grammes enlevée par la méthode de Freyer avec conservation de la paroi antérieure. Necker, 19 janvier 1905 (Legueu).

par la zone de molle adhérence —, on aura tout à l'heure une prostate qui, séparée de la portion membraneuse par effraction, va contenir et la prostate et l'urètre prostatique fermé, le tout dans un seul bloc et dans un seul morceau, enveloppé dans les plis d'une espèce de capsule qui n'est autre que le sphincter intra-prostatique (Motz) (fig. 8).

Cette façon de procéder n'est pas la meilleure : en effet, les plexus veineux périprostatiques sont ouverts, Freyer a vu ainsi l'hémorragie plus abondante, et bien que cette ablation de l'urètre prostatique en entier ne nuise nullement au rétablissement ultérieur de la fonction, cette manœuvre est plus grave, elle doit être évitée.

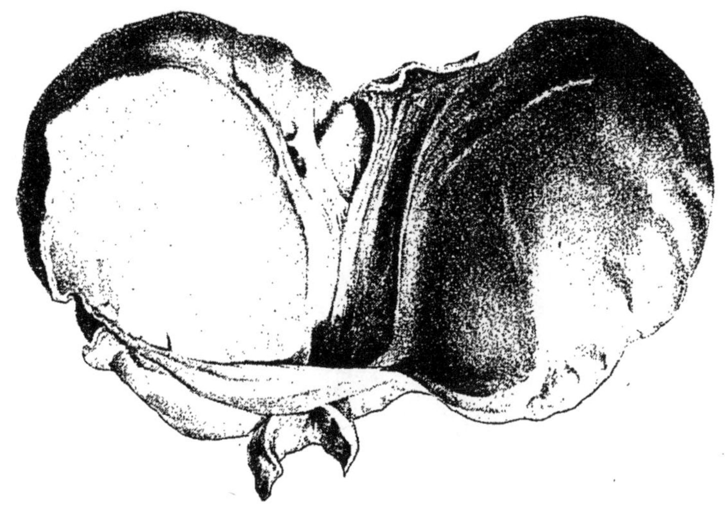

Fig. 9. — Prostate de 135 grammes enlevée complètement avec tout l'urètre prostatique par la méthode transvésicale de Freyer. Necker, 12 décembre 1904 (Legueu).

Et pour l'éviter, il faut recourir à la seconde manière qui consiste à enlever la prostate en un bloc formé de deux gros lobes réunis par une commissure postérieure, contenant l'urètre prostatique, mais séparés en avant et écartés comme les deux coquilles d'une huître largement ouverte (fig. 9).

Pour arriver à ce but, il faut, quand on a fini le décol-

lement de la face postérieure de la prostate, abandonner
ce plan de clivage, introduire le doigt dans l'urètre, et
faire éclater en quelque sorte brutalement la paroi latérale de l'urètre prostatique comme le recommande Proust,
de façon à séparer les bords pubiens des lobes prostati-

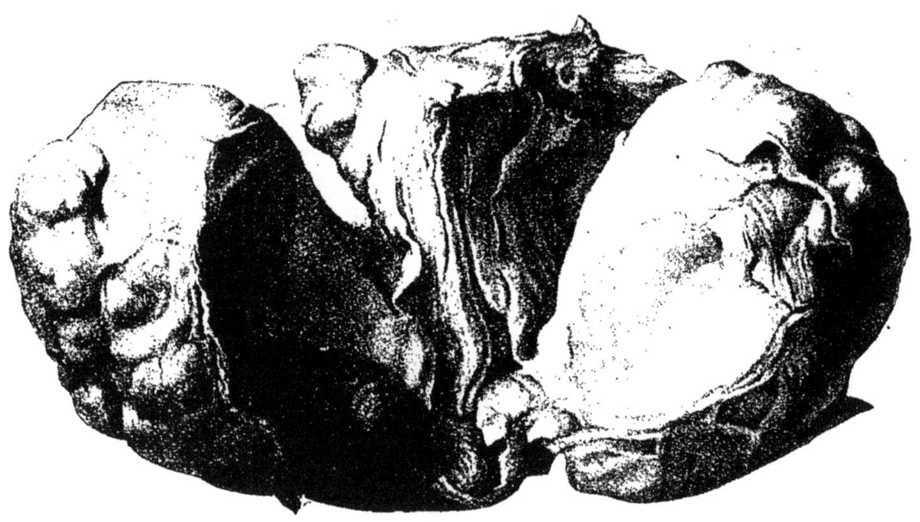

Fig. 10. — Prostate du poids de 170 grammes enlevée par la taille hypogastrique
(Legueu). Les deux lobes latéraux réunis par la paroi postérieure de l'urètre
sont étalés.

ques de leur commissure antérieure. La manœuvre est
faite d'abord à droite puis à gauche ; la prostate ne tient
plus alors qu'au niveau de son bec, du côté de la portion
membraneuse. On a quelquefois un peu de peine à la
détacher à cet endroit. Il faut parfois un peu de force
pour y parvenir ; un doigt introduit dans le rectum faci-
lite ces manœuvres en repoussant la prostate vers le haut.

L'opération est terminée : on place dans la cavité vésicale un gros tube à drainage, on réunit la couche musculo-cutanée de la paroi à la vessie comme après la cystostomie. Et sans toucher à l'urètre, on met un pansement absorbant.

Quand tout se passe bien, la miction par l'urètre s'effectue du quinzième au dix-huitième jour : à partir de ce moment la vessie se ferme rapidement et se vide complètement. Et le malade peut quitter l'hôpital dans l'espace de quatre semaines au plus (fig. 10).

Résultat anatomique. — Chez les malades, qui sont morts assez longtemps après la prostatectomie transvésicale pour que la réparation soit effectuée, on peut se rendre compte du résultat anatomique de cette opération.

Deux autopsies de Freyer, une de Verhoogen et l'observation d'un de mes malades (1) mort au vingtième jour par lésions calculeuses des reins, alors qu'il était guéri de sa plaie vésicale permettent de se rendre compte de ce processus anatomique (fig. 11).

La prostatectomie supprime la prostate, le col vésical et la totalité ou une partie de l'urètre prostatique.

Or à l'autopsie, voilà ce qu'on voit. La loge prostatique, étalée, quoique un peu rétractée, fait partie de la vessie dont elle est un diverticule inférieur ; elle s'épider-

(1) F. Legueu et Chirié. L'état anatomique de la vessie après la prostatectomie de Füller-Freyer. *Bull. de la Soc. anat. de Paris*, LXXXe année, 6e série, t. VII, p. 740.

mise sans doute à la longue. La vessie dans son ensemble

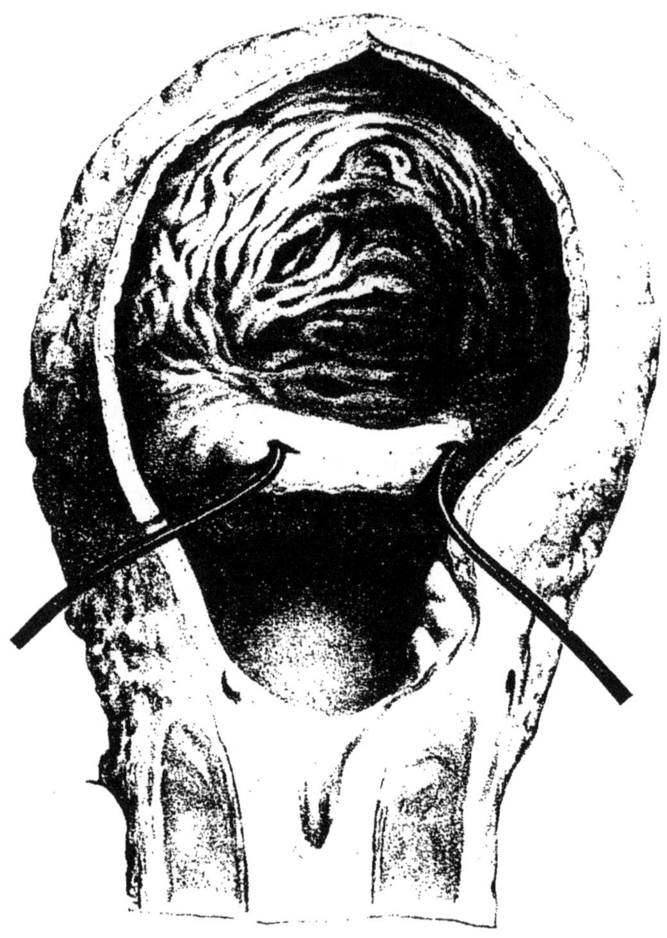

Fig. 11. — La vessie après la prostatectomie de Freyer. Aspect de la loge prostatique devenue dépendance de la cavité vésicale, un mois et demi après l'opération
(Legueu).

a un peu la forme d'une gourde renversée; les deux

parties sont séparées par un léger rétrécissement, au-dessus duquel se voient les deux orifices uretéraux.

Le col vésical n'existe plus ; ou du moins ce qui le représente, c'est-à-dire ce qui termine la vessie en bas, c'est l'orifice de la portion membraneuse. C'est là que le col de la vessie s'est abaissé. De sphincter, il n'est plus question. Le seul sphincter est le sphincter urétral, c'est la portion membraneuse.

Dans ce réservoir déclive, les urines descendent naturellement : pour les chasser à l'extérieur, il n'est plus besoin que d'une force minime. On comprend donc bien que la rétention cesse ; il est moins facile de s'expliquer pourquoi il n'y a jamais d'incontinence.

L'urètre est raccourci de toute la portion supprimée, il a 14 à 15 centimètres de long.

Sur toutes les pièces, les canaux éjaculateurs sont conservés : la prostate en s'hypertrophiant, en effet, se développe au-dessus de la portion montanale, elle s'invagine pour ainsi dire dans la vessie. Et en l'énucléant de haut en bas, on reste toujours au-dessus des vésicules séminales et on n'atteint pas les canaux éjaculateurs, qui restent indemnes, ou presque intacts. Quelquefois en effet tout en étant conservés, on ne les trouve pas perméables : ils ont été touchés mais non détruits. Cela dépendrait un peu de la hauteur variable d'ailleurs de l'isthme prostatique (1).

____

(1) Küss. *Bull. de la Soc. anat.*, LXXXe année, 6e série, t. VII, juillet 1905, p. 687.

Avantages. — Ainsi exécutée, l'opération se présente dans des conditions autrement avantageuses que la prostatectomie périnéale.

D'abord comme opération, elle est beaucoup *plus facile* : on arrive droit sur la prostate au travers de la vessie, il est vrai, mais la voie d'accès est certainement plus directe qu'elle ne l'est par la voie périnéale. Le décollement dans les cas favorables de grosse hypertrophie adénomateuse s'effectue facilement, et l'énucléation de la prostate se fait en quelques secondes, souvent même en moins d'une minute. C'est là un avantage incontestable : la rapidité opératoire procure chez ces sujets âgés, toujours artérioscléreux, avec des reins souvent à la limite, des avantages sur lesquels il me paraît inutile d'insister.

L'opération est ainsi très brillante, et quand on a l'habitude de la prostatectomie périnéale avec ses temps longs, faits de tâtonnements et d'hésitation, on se prend d'une grande admiration pour l'opération de Freyer qui en quelques secondes vous donne une pièce magnifique, enlevée d'un seul tenant, sans déchirure, sans section, sans mâchonnement.

L'opération est de plus toujours *complète,* au sens où je l'ai précisée plus haut. Elle est complète, c'est-à dire qu'elle enlève d'un seul tenant toutes les masses hypertrophiées, tout ce qui est malade, tout ce qu'il faut enlever. Young (1) lui reproche de n'enlever que partielle-

(1) Young (de Glasgow). Total extirpation of the prostate. *Brit. med. J.,* 13 février 1904, p. 398.

ment la prostate. C'est vrai, mais elle ne laisse que la partie non hypertrophiée, celle qu'aucune prostatectomie ne supprime. Et quand on est bien dans le bon plan de clivage, il n'est point besoin de se préoccuper si on va tout enlever, la prostate vient toujours tout entière dans les deux formes que j'ai décrites (fig. 12).

Le lobe médian, quand il y en a un, vient avec le reste, en même temps que les lobes latéraux ; quels que soient l'importance et le volume de ce lobe médian, il n'est aucune difficulté pour l'enlever par l'hypogastre.

En général, *les suites opératoires sont très rapides* ; et à ce point de vue, il est entre ces deux opérations une très grande différence. Le 5 octobre 1905, j'opérais devant le Congrès de chirurgie de Paris un vieillard de 75 ans par la prostatectomie hypogastrique ; le 19, il se levait et le 26, il quittait l'hôpital, soit trois semaines après. Or, à deux jours d'intervalle, j'avais opéré, encore devant le même Congrès de chirurgie, le 7 octobre, un homme de 64 ans par la prostatectomie périnéale. A l'époque où le premier quittait nos salles, le second n'était pas encore à moitié de sa course ; il n'est sorti de l'hôpital que le 6 novembre avec de l'incontinence d'urine.

Cette simplicité des suites opératoires s'explique aisément : d'abord il n'y a pas de danger de blesser le rectum, cet accident n'a jamais été signalé.

Ensuite il n'y a pas de drainage déclive, donc pas de danger de fistule ; quelquefois seulement on a vu la vessie rester fistuleuse à l'hypogastre ; Freyer mentionne

quelques cas de ce genre, et Bazet (de San Francisco) me
signale lui aussi un cas où il dut réintervenir à nouveau

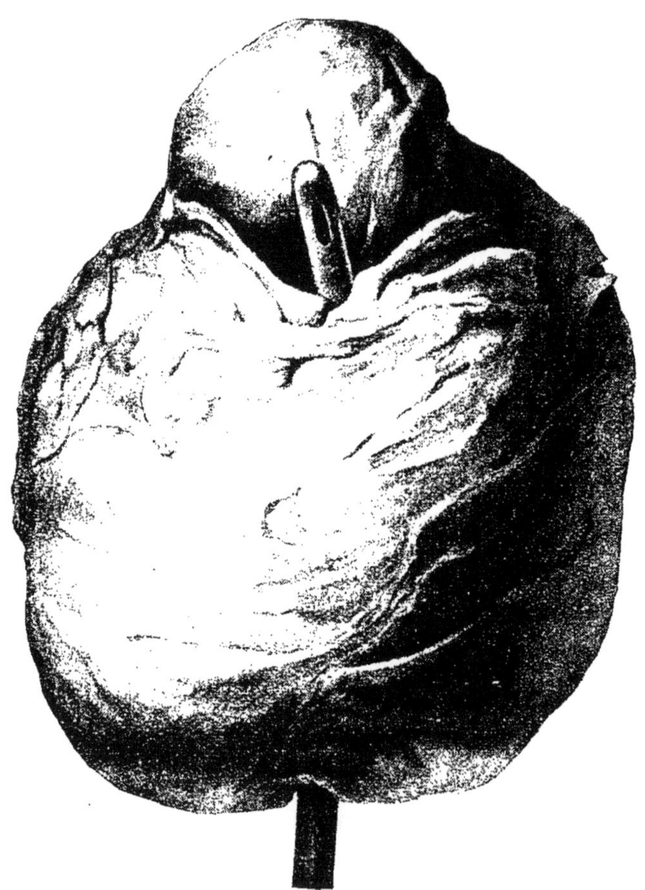

Fig. 12. — Prostate de 310 grammes. Longueur de l'urètre
27 centimètres (Leguku).

pour fermer au bout de quatre mois une vessie qui res-
tait ouverte. Mais que sont ces quelques faits par rapport

au nombre déjà considérable des prostatectomies pratiquées? Rien ; et je comprends après tout qu'il en soit
ainsi. Quand l'urètre est perméable, quand il n'y a plus
de prostate et par conséquent plus de rétention, la vessie
ne demande qu'à se fermer. Seule, peut-être, cette
précaution, que d'aucuns conseillent, de suturer exactement les lèvres de la vessie à la paroi abdominale serait
susceptible de rendre à l'avenir la fistulisation plus fré-
quente. Je ne suis pas fixé sur ce point.

L'urètre ne se rétrécit pas, et chez tous les malades le
sondage explorateur est facile avec toutes les sondes.
On compte deux ou trois malades de Freyer qui ont été
vus ici en France avec un urètre difficilement perméable.
Ce n'est rien, et on peut dire, en règle générale, qu'il n'y
a pas plus de rétrécissement chez ceux qui ont perdu
tout l'urètre prostatique que chez ceux qui ont conservé
la paroi antérieure.

A tous ces points de vue donc, les suites opératoires
sont extraordinairement simples et rapides, et ne se dis-
tinguent guère, si ce n'est dans les premiers jours, de ce
qu'elles sont après la taille hypogastrique.

Les malades conservent leurs fonctions génitales, et c'est là
encore un avantage considérable. Sans doute il n'y a pas
toujours une régénération extraordinaire de ce côté ; tous
les malades ne sont pas aussi heureux que ce vieillard de
81 ans, opéré de Loumeau, qui revint après la prostatectomie aux plus beaux jours de sa lointaine jeunesse ; mais
cependant la plupart des malades se retrouvent dans les

conditions où ils étaient avant l'opération. L'érection, l'éjaculation peuvent être absolument normales ; et la plupart des malades reprennent leurs fonctions régulières plusieurs fois par semaine et y trouvent le même plaisir.

Il est incontestable que là gît pour la prostatectomie hypogastrique une incontestable supériorité sur toutes les prostatectomies périnéales, même sur celle de Young.

Résultat thérapeutique. — Enfin le résultat thérapeutique de la prostatectomie transvésicale est presque toujours parfait, et quand on lit les observations de Freyer, on est frappé de la différence qui existe entre les résultats de cette opération et ceux que donne la voie périnéale. On ne voit pas ici ces imperfections, ces petites infirmités qui viennent si souvent entacher les résultats de la prostatectomie périnéale. Ainsi l'incontinence n'est signalée nulle part et la rétention disparaît toujours. Et je ne parle pas ici seulement des rétentions complètes et chroniques, mais aussi de ces rétentions incomplètes, qui par en bas donnent des résultats si incertains. Après l'opération de Freyer, les unes comme les autres disparaissent complètement ; quand on sonde la vessie, on n'y trouve jamais plus de résidu, et il n'est plus besoin de maintenir ici ces catégories qui semblaient nécessaires après la prostatectomie périnéale et d'étudier à part l'influence de l'opération sur les rétentions incomplètes et sur les rétentions complètes. Il semble que les unes et les autres se comportent d'une façon également heureuse après la prostatectomie transvésicale, et quand je dis « il semble », c'est que les observations ne font pas toujours assez exactement mention du degré et de la forme de la rétention avant l'opération. C'est là un point sur lequel devront plus tard porter les recherches et se concentrer l'expérience et l'attention des opérateurs.

Gravité. — Le plus grave inconvénient, celui-là très réel, de la prostatectomie hypogastrique est sa gravité, disons au moins sa gravité actuelle.

De toutes les statistiques, il résulte qu'elle est en effet un peu plus grave que l'autre.

Watson (1), sur 243 cas, comptait 28 décès, soit 11,3 pour 100.

Escat, sur 164 cas, comptait 31 décès, soit 18 pour 100.

Proust trouve 29 morts sur 244 cas, soit 12 pour 100 de mortalité.

J'ai rassemblé pour ce travail 586 opérations avec 76 morts, soit une mortalité de près de 13 pour 100.

Dans cette statistique, la proportion des opérations faites par Freyer lui-même est de plus de la moitié, soit 237 (communication écrite du 27 octobre 1905). Sur ces 237 cas, Freyer ne comptait que 16 morts, et encore me faisait-il

(1) WATSON. The operative treatment of the hypertrophied prostate. *Annals of Surgery*, may 1903, juin 1904, et *Boston med. and Surg. J.*, 28 avril 1904, vol. CL, p. 453.

PROSTATECTOMIES TRANSVÉSICALES

	TOTAL	MORTS		TOTAL	MORTS
Freyer.	233	16	*Report.* . .	373	39
Audry.	1	1	Lilienthal	19	1
Anderson. . . .	1	0	Legueu.	11	5
Albarran. . . .	4	0	Lund.	1	0
Allingham. . .	3	1	Loumeau.. . . .	7	1
Ahern.. . . .	1	1	Mac Ral.	4	0
Adenot. . . .	1	0	Martin.	2	0
Barling. . . .	10	2	Maynard.. . . .	1	0
Bird.	1	0	Mayo Robson. . .	5	0
Bastos.. . . .	3	0	Moynihan. . . .	27	3
Bazet.. . . .	3	0	Murphy.	2	0
Cathelin . . .	3	2	Neuboldt.. . . .	2	1
Cautermann.. . .	1	0	Nicolich.	25	3
Czerny. . . .	5	1	Niehans.	4	2
Collins. . . .	2	0	Pardœ.	13	3
Cooke.. . . .	1	0	Pousson.	2	1
Cathelin.. . .	1	0	Purvis.	1	0
Delore. . . .	1	0	Pauchet. . . . -	2	1
Desnos. . . .	5	0	Proust.	3	0
Escat.	1	1	Richardson. . .	26	7
Elsworth.. . .	1	0	Saint Jacques. . .	2	0
Forster. . . .	1	0	Shœmaker. . . .	2	0
Freudenberg. .	6	1	Sheen..	2	0
Frisch et Kapsammer.	7	2	Smyth.	1	0
Hartmann. . .	11	3	Southam.. . . .	1	0
Harrison . . .	5	1	Tedenat.	10	1
Heatson. . . .	2	0	Thorndike. . . .	9	1
Héresco. . . .	2	1	Thornley Stocker. .	2	0
Hutchinson. . .	1	0	Thomson.. . . .	5	1
Helferich.. . .	3	1	Tobin	1	0
M. Gowan. . . .	21	3	Trendelenburg. .	1	0
Israël.. . . .	18	0	Verhoogen. . . .	6	3
Jeannel. . . .	1	0	Vallack.	1	0
Jackson.. . . .	2	0	Watkins.. . . .	1	0
Kümmel.. . . .	9	1	Watson.	10	1
Leclerc Dandoy.. .	2	1	Zuckerkandl.. . .	2	2
A reporter. . .	373	39	TOTAUX. . .	586	76

remarquer que la moitié de ces morts était due à l'âge très avancé des malades ; quelques malades d'ailleurs étaient encore en traitement. Mais sur les 2o3 qui étaient déjà guéris (1), la mortalité n'atteignait pas 8 pour 1oo. Les 1o3 derniers cas d'ailleurs ne donnaient que 6 morts ; la dernière série, de 36 cas, ne lui donnait même que 1 mort, soit 3 pour 1oo. Et, en somme, la mortalité, qui était au début, sur le premier cent, de 8 pour 1oo, est en train de s'améliorer progressivement, ce que Freyer lui-même attribue à une habitude plus grande de l'opération et à l'attention qu'il apporte aux soins post-opératoires. Freyer fait remarquer en outre que, sur 2o6 cas, il a opéré 14 octogénaires de 8o à 87 ans et qu'il n'en a perdu aucun. L'opération est merveilleusement supportée par ces organismes séniles.

Ces résultats de Freyer sont merveilleux ; ils sont très encourageants pour ceux qui, moins heureux que lui, ont eu au début des déboires et qui sont, il faut le dire, le plus grand nombre. Ils prouvent qu'on peut, avec cette opération, réussir dans une large proportion, et c'est là le meilleur encouragement qui puisse être donné.

La gravité en chirurgie, en effet, n'est que rarement un facteur irréductible ; au contraire, il n'est guère d'exemples qu'une opération se soit installée dans la chirurgie sans des déboires, que l'expérience de chacun contribue bien vite à restreindre. Une plus grande pru-

(1) Freyer. Total enucleation of the prostate for radical cure of enlargement of that organe. *Brit. med. J.*, 7 th. 19o5.

dence dans le choix des indications, une habileté plus consommée dans l'exécution de l'opération, une antisepsie plus rigoureuse parviennent bien vite à modifier les premières statistiques.

Ici, il est vrai, la réduction de la mortalité rencontre des obstacles qu'elle n'a pas trouvés ailleurs au même degré. Que l'habileté progressive de chaque chirurgien permette de terminer plus simplement et plus vite une opération, qui n'est après tout qu'une énucléation, c'est déjà quelque chose qui diminuera le choc pour ces sujets le plus souvent âgés. Que la découverte sans tâtonnements du bon plan de clivage évite ces délabrements d'où peuvent résulter des déchirures vasculaires inutiles, je n'en disconviens pas, et je pense même que des hémorragies immédiates seront de ce fait raréfiées ou diminuées.

Mais il restera malgré tout et toujours une plaie ouverte dans un milieu septique. Et c'est à assurer les conditions les plus favorables pour la guérison de cette plaie que doivent tendre tous les efforts de ceux qui veulent diminuer la gravité de cette opération.

De quoi meurent les malades après la prostatectomie transvésicale? Ils meurent d'hémorragie ou d'infection ou des deux à la fois.

Ils meurent d'une hémorragie par une plaie ouverte et non tamponnée, et qui tue le malade le premier ou le deuxième jour, ou quelquefois plus tard ; un de mes malades eut une grave hémorragie secondaire au dixième jour. Et l'on s'étonne de ne pas voir cet accident plus souvent signalé.

Ils meurent encore de la septicémie qui résulte de la défectuosité du drainage et qui, dans l'espace de deux ou trois jours, fait monter le pouls ou la température et emporte rapidement les malades.

Ils restent encore exposés plus tard aux complications rénales ou pulmonaires.

Ces défectuosités qui font la gravité de l'opération sont inhérentes à la méthode elle-même, elles se retrouvent dans toute prostatectomie sus-pubienne à la manière de Freyer et font que cette opération, même quand elle guérit, traverse une phase pendant laquelle on ne sait et on ne peut dire s'il y aura guérison ou non. Il y a donc *gravité* pour le malade et *insécurité* pour le chirurgien.

Soins post-opératoires. — La question des soins post-opératoires prend ainsi une importance capitale. L'opération n'est pour ainsi dire rien ; c'est quand elle est finie que commencent toutes les difficultés. C'est avec des soins post-opératoires attentifs, minutieux, incessants, que Freyer est parvenu à vaincre, si je puis dire, les défectuosités de son opération et à obtenir la belle statistique que j'ai rapportée. Il a pris soin d'ailleurs de publier et de vulgariser la ligne de conduite qu'il a adoptée.

Freyer (1) proscrit toute sonde à demeure : il installe

(1) FREYER. Total enucleation of the prostate for radical cure of enlargement of that organe. *The Practitioner*, septembre 1904.

seulement dans la vessie par l'hypogastre un gros drain de près de deux centimètres de diamètre. Ce drain affleure les lèvres de l'incision cutanée : dans le fond, il plonge percé de deux trous dans la cavité *vésicale,*très au-dessus de la cavité prostatique. Par ce tube, on enlève s'il y a lieu les caillots, on fait plusieurs lavages de la vessie par jour avec la seringue, et dans l'intervalle, l'urine s'écoule incessamment dans un pansement absorbant qui est changé aussi souvent qu'il est nécessaire. Au bout de quatre à cinq jours, le tube est enlevé, et l'irrigation vésicale est continuée ultérieurement par la plaie béante.

Vers le dixième jour, on peut faire par l'urètre des lavages sans sonde : les malades ne tardent pas d'ailleurs à uriner spontanément par la verge, et la vessie se ferme.

Pour faciliter les manœuvres dans la vessie autant que pour prévenir l'infiltration de la loge de Retzius, il est bon de suturer les lèvres de la plaie vésicale à la paroi musculaire de l'abdomen. J'ai vu en effet des cellulites pelviennes avec myosite des adducteurs dans deux cas où je n'avais pas suffisamment assuré le drainage de la loge prévésicale. Ces accidents n'ont eu aucune suite fâcheuse, ils ont disparu sans laisser de trace. Je pense cependant qu'ils auraient été évités par la suture de la vessie à la paroi. Cette précaution d'ailleurs rendra toujours plus faciles toutes les interventions qu'on peut être appelé à pratiquer sur la vessie pendant les suites opératoires, tels que le tamponnement, la recherche des caillots, etc.: elle est très recommandable et je m'y conforme.

Pour ce qui est du drainage et de l'hémostase, la technique du chirurgien anglais est plus discutable. Je m'y suis conformé absolument dans plusieurs cas et j'ai vu malgré cela, comme d'autres chirurgiens, des accidents survenir qui m'ont fait hésiter, chercher ailleurs et tâtonner un peu.

Le gros drain de Freyer par exemple a un grand avantage, c'est celui de permettre le traitement direct de la vessie : saisie avec une pince des caillots accumulés, nettoyage de la vessie avec des tampons et des antiseptiques.

Mais il a aussi son inconvénient; c'est de favoriser l'écoulement de l'urine dans le pansement, de laisser par conséquent le malade constamment mouillé, de contribuer ainsi à l'infection de la plaie superficielle.

Aussi frappé de cet inconvénient, ai-je à plusieurs reprises utilisé, comme Loumeau, les tubes siphons de Guyon-Périer ; ceux-ci évitent au malade d'être mouillé, ils drainent d'une façon très parfaite et constante les urines vers un urinal. Par contre, ils se bouchent aisément, et alors ne permettent plus que difficilement le lavage de la vessie ; en outre ils rendent impossible toute intervention directe et profonde sur la région opérée.

Avec le tube de Freyer, ce drainage est-il bien efficace ? Je ne le pense pas, au sens où nous comprenons le drainage. L'écoulement se faisant par la partie supérieure à l'hypogastre, la loge prostatique ouverte reçoit et conserve les produits septiques qui s'y accumulent, qui y sont résorbés, et dont l'absorption produit la septicémie dont meurent les malades.

Pour remédier à cet inconvénient, il n'y a que deux façons de procéder : c'est ou de faire un drainage périnéal ou de mettre une sonde à demeure. Le *drainage périnéal* a été préconisé par Füller, pratiqué par Israël et j'y ai eu moi-même recours. Je pense que c'est une très bonne précaution à utiliser, sinon dans tous les cas, au moins dans ceux où le malade est très infecté.

Quant à la *sonde à demeure,* je ne pense pas qu'elle mérite la réprobation que lui voue Freyer. Elle a en effet cet avantage de drainer au point déclive et d'attirer vers l'urinal toutes les urines. Aussi plusieurs chirurgiens l'ont utilisée et s'en sont bien trouvés. Verhoogen met en place une sonde de Pezzer : je préfère la sonde à béquille qui, plus résistante, permet plus efficacement de faire l'aspiration des caillots. C'est grâce à la sonde qu'Israël a pu fermer complètement la vessie et obtenir des suites opératoires qui se rapprochent beaucoup, comme simplicité, de celles que donnerait une taille hypogastrique.

Mais que l'on draine par en haut ou que l'on draine par en bas, il y a une complication toujours possible si l'on n'y prend garde, c'est *l'hémorragie.* L'hémorragie est toujours un danger ; elle est quelquefois importante au moment de l'opération, on en vient facilement à bout à ce moment, mais lorsqu'à travers cette plaie béante elle se répète ou continue ce jour ou les jours suivants, on est quelque peu désarmé. Les lavages à l'eau très chaude, au sérum, n'en viennent pas toujours à bout, et j'ai vu deux de mes malades succomber ainsi par suite d'une hémorragie, que je ne pouvais arrêter. Il y a donc là encore une complication qui mérite d'être prévenue par une précaution spéciale, et le *tamponnement laissé à demeure* dans la vessie, ou du moins dans la cavité prostatique me paraît une très sage mesure.

Au reste, voici à l'heure actuelle comment je procède.

Avant l'opération, je désinfecte aussi longtemps et aussi complètement que possible la vessie avec des lavages antiseptiques.

Après l'opération, je laisse dans la cavité prostatique une mèche de gaze imbibée d'eau oxygénée et d'où résultera l'hémostase. Au-dessus, dans la vessie, est placé le double tube de Gyon-Périer, qui permet de faire dans la journée avec des lavages antiseptiques le nettoyage de la vessie.

La mèche de gaze est enlevée au quatrième jour. Le double tube est supprimé le sixième jour et une sonde à demeure est alors placée dans l'urètre. Les lavages sont alors faits par la sonde à demeure.

Lorsque l'infection avant l'opération a été intense et profonde, je fais une incision périnéale et place de ce côté un drain dans la cavité prostatique.

IV. — CONCLUSIONS. INDICATIONS RELATIVES DES DEUX OPÉRATIONS.

En somme et pour nous résumer, deux opérations d'inégale valeur sont en présence et se partagent nos préférences.

L'une, la prostatectomie périnéale est *bénigne,* mais ne *guérit pas toujours.*

L'autre, la prostatectomie hypogastrique est plus *grave* mais *guérit* complètement quand elle ne fait pas mourir.

Pour ma part, je n'hésite pas à préférer cette dernière. Ce que nous cherchons avant tout dans une opération, c'est qu'elle guérisse ; et il faut quelquefois subir un excès de gravité pour courir les chances d'un résultat thérapeutique meilleur. La mortalité d'ailleurs n'est jamais un facteur irréductible ; je l'ai montré et par conséquent j'entrevois pour ma part dès maintenant l'opération de Freyer comme l'opération de choix à appliquer au plus grand nombre des malades justiciables d'une prostatectomie.

Est-ce à dire qu'il faille abandonner la voie périnéale ? Nullement : la voie périnéale restera pendant longtemps au moins, et gardera pour elle une bonne part de prostates qu'il serait téméraire ou impossible d'enlever par en haut.

Essayons donc de définir quelles sont à l'heure actuelle les indications relatives de ces deux opérations.

Les indications se tirent de la *prostate* et du *sujet*.

Du côté de la prostate, voici d'abord le *volume* qui règle la voie à choisir.

La voie haute est indiquée pour *toutes les grosses prostates*: plus la glande est volumineuse, et plus elle est saillante dans la cavité vésicale. En grossissant, la prostate remonte, s'invagine pour ainsi dire dans la vessie en entraînant avec elle vers l'ombilic le col vésical. Il est donc bien plus naturel de chercher à l'aborder de ce côté où elle est le plus saillante. Par en bas au contraire l'ablation d'une grosse prostate présente toujours des difficultés ; il y a souvent impossibilité à la faire complète.

La voie haute est indiquée encore toutes les fois qu'il y a un *lobe médian* important ; j'ai dit quelles difficultés apportait le lobe médian à la prostatectomie périnéale. Ces difficultés n'existent pas par la voie haute, et de ce côté la prostate est enlevée en bloc avec ses trois lobes.

Après le volume, après le lobe médian, *l'énucléabilité* a une grande importance. Il est des prostates qui sont hypertrophiées sans être énucléables: ce ne sont pas des adénomes, elles n'appartiennent pas au groupe des hypertrophies vraies. Et l'anatomie pathologique nous permet déjà de les rejeter complètement du cadre clinique des hypertrophies. Mais actuellement elles sont encore quelquefois cliniquement confondues avec l'hypertrophie : et si dans ces cas, on essaie de faire la prostatectomie de Freyer on s'expose à des échecs complets. On ne doit réserver pour la voie haute que les prostates franchement énucléables, c'est-à-dire franchement adénomateuses. Et au contraire on laissera à la voie périnéale toutes celles dans lesquelles la tuméfaction est diffuse, étalée, les limites imprécises, la consistance ferme. Par la voie périnéale, avec le morcellement on peut s'en tirer : par la voie haute on n'y parviendrait pas.

Du côté du sujet, les contre-indications se tirent des tares organiques qui affaiblissent la résistance de l'organisme. La prostatectomie hypogastrique constituant un traumatisme plus grave sera réservée aux malades bien portants, jeunes malgré leur âge, sans trop d'athérome, sans trop d'obésité. Les gros au contraire, ces gros qui ont si facilement de l'emphysème et de la congestion pulmonaire, résisteront moins avec l'opération transvésicale.

Chez les malades infectés qui ont ou ont eu récemment de la fièvre, la prostatectomie peut agir à la manière d'un drainage, mais à la condition qu'elle soit déclive. Dans ces conditions, la prostatectomie hypoga-

strique ne donnerait que des dangers : la prostatectomie
périnéale au contraire pourra drainer largement la vessie et éviter les inconvénients de l'infection pyélorénale
et générale.

La question de la génitalité peut enfin entrer aussi en
ligne de compte : et si un malade désirait absolument
conserver l'intégrité de ses fonctions, on devrait recourir
à la voie haute même dans le cas où la prostate serait
peu volumineuse.

C'est dans ces limites, c'est dans ce domaine très
étendu que j'entrevois l'avenir de la prostatectomie
transvésicale. Elle laissera à la périnéale les très petites
prostates, les sujets gras, les infectés ; elle conservera
pour elle la meilleure part, toutes les grosses prostates, toutes celles au moins qui sont franchement énucléables.

TABLE DES MATIÈRES